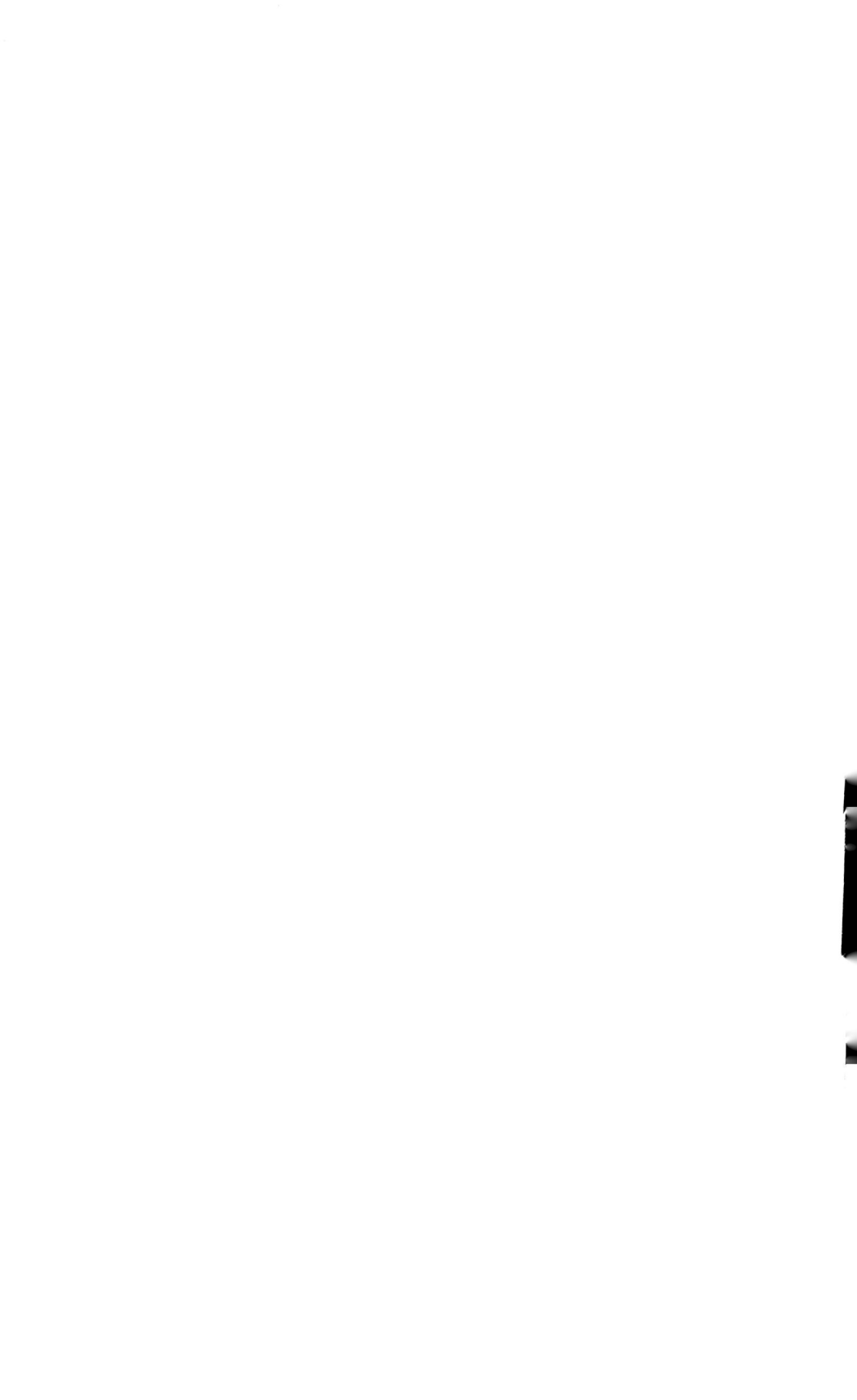

50 Rezepte zum Entfernen und Vermeiden von Warzen und Pilzen:

Schnelle und schmerzfreie Entfernung von Warzen und Pilzen durch ganz natürliche Nahrungsmittel

Von

Joe Correa CSN

COPYRIGHT

Diese Veröffentlichung ist dafür, genaue und verbindliche Informationen hinsichtlich des behandelten Themas zur Verfügung zu stellen. Es wird unter der Voraussetzung verkauft, dass weder der Autor noch der Verleger medizinische Beratung leisten. Wenn medizinischer Rat oder Hilfe benötigt wird, bitte einen Arzt konsultieren. Dieses Buch ist nur eine Hilfe und sollte nicht Ihrer Gesundheit schaden. Konsultieren Sie bitte einen Arzt bevor Sie mit diesem Ernährungsplan beginnen, um sicherzustellen, dass es für Sie passt.

DANKSAGUNG

Dieses Buch ist meinen Freunden und meiner Familie gewidmet, die leichte oder ernste Krankheiten hatten, so dass Sie eine Lösung finden und die notwendigen Veränderungen in Ihrem Leben machen.

50 Rezepte zum Entfernen und Vermeiden von Warzen und Pilzen:

Schnelle und schmerzfreie Entfernung von Warzen und Pilzen durch ganz natürliche Nahrungsmittel

Von

Joe Correa CSN

INHALT

ÜBER DEN AUTOR

Nach jahrelanger Forschung glaube ich ehrlich an die positive Wirkung die richtige Ernährung auf den Körper und den Geist haben kann. Meine Kenntnis und Erfahrung haben mir geholfen, im Laufe der Jahre gesünder zu leben, was ich mit meiner Familie und Freunden geteilt habe. Je mehr Sie über gesünderes Essen und Trinken wissen, desto eher werden Sie Ihr Leben und die Essgewohnheiten ändern wollen.

Ernährung ist ein Schlüsselfaktor im Pozess für Gesundheit und ein längeres Leben - also starte noch heute. Der erste Schritt ist der wichtigste und der bedeutungsvollste.

EINFÜHRUNG

50 Rezepte zum Entfernen und Vermeiden von Warzen und Pilzen: Schnelle und schmerzfreie Entfernung von Warzen und Pilzen durch ganz natürliche Nahrungsmittel

von Joe Correa CSN

Viele Menschen, zumindest einmal im Leben, leiden unter diesem irritierenden und manchmal schmerzhaften Zustand verursacht durch Humane Papillomviren (HPV). Die Form und das Aussehen von Warzen und Pilzen hängt größtenteils von der Ursache und der betroffene Stelle ab. Warzen und Pilze können fast überall auf dem Körper erscheinen, aber meistens wählen sie feuchte Plätze, wie kleine Schnitte oder Abschürfungen an den Fingern, Händen und Füßen. In den meisten Fällen sind sie schmerzlos, aber manchmal verursachen sie wirklich Jucken und Hautirritationen.

Die größte Frage bezüglich Warzen und Pilze ist, warum sich Warzen und Pilze bilden. Die Antwort kann durch so viele Faktoren, die direkt zu dieser meist viralen Infektion beitragen, sehr verzwickt sein. Warzen und Pilze sind sehr ansteckend und können einfach auf eine andere Person übertragen werden oder sogar von einem Teil der Haut auf einen anderen, vorallem in kleinen Schnitten, Kratzern oder anderen beschädigten Teilen der Haut. Sie scheinen auch nicht eine spezifische Altersklasse zu wählen, aber in den meisten Fällen sind Kinder besonders anfällig.

Es gibt jedoch ein paar Dinge, die Sie zur Vorbeugung dieser Virusinfektion tun können. Das Wichtigste ist eine richtige Handpflege und Hygiene. Diese Regel gilt besonders für Kratzer und offene Wunden, die anfällig für Infektionen sind.

Ein anderer wichtiger Faktor ist auf alle Fälle die Ernährung. Eine gesunde Ernährung stärkt Ihr Immunsystem und macht es stark genug, um diese Infektionen zu bekämpfen, was entscheidend ist für die Entfernung von Warzen und Pilzen. Es ist bewiesen, dass Nahrung reich an Vitamin C bei diesem Zustand hilft und ihn verhindert. Zitrusfrüchte, Paprika und Beeren sollten täglich verzehrt werden. Ein anderes wichtiges Mineral ist Zink. Es ist in Nahrungsmitteln wie Samen (vorallem Kürbiskerne), grasgefüttertes Rindfleisch und Kichererbsen. Nahrungsmittel reich an Probiotika enthalten gute Bakterien und helfen die natürliche Balance zurück zu bekommen. Diese Nahrungsmittel beinhalten Milchprodukte wie Joghurt, Käse und fermentiertes Gemüses. Blattgemüse mit viel Vitamin A sind immer eine gute Wahl um das Immunsystem aufzubauen. Für einen Snack sollten Nahrungsmittel mit viel Selen gewählt werden. Dieses großartige Antioxidant ist unerlässlich für das Immunsystem und befindet sich in verschiedenen Nüssen, vor allem Paranüsse. Eine Handvoll dieser Nüsse sind ein perfekter, gesunder Snack und hilft bei diesen irritierenden Problemen.

Mit den Gedanken daran habe ich diese Rezeptsammlung erstellt, die auf diese gesunden Nahrungsmittel basiert und hilft das Immunsystem zu steigern und diese Infektionen endgültig zu verhindern.

50 REZEPTE ZUM ENTFERNEN UND VERMEIDEN VON WARZEN UND PILZEN: SCHNELLE UND SCHMERZFREIE ENTFERNUNG VON WARZEN UND PILZEN DURCH GANZ NATÜRLICHE NAHRUNGSMITTEL

1. Karotten-Omelet

Zutaten:

5 große Eier, geschlagen

1 große Karotte, geschnitten

1 EL frische Petersilie, fein gehackt

2 EL Schalotten, fein gehackt

1 kleine Zwiebel, fein gewürfelt

2 TL Butter

1 EL Magermilch

1 TL Himalayasalz

¼ TL schwarzer Pfeffer, gemahlen

Zubereitung:

Eier, Milch, Salz und Pfeffer in eine Rührschüssel geben. Gut verrühren und zur Seite stellen.

Butter in einer großen Bratpfanne bei mittlerer Hitze schmelzen. Karotten hinzufügen und für 3 Minuten braten. Schalotten zudecken und für 1 Minute braten, ständig umrühren.

Die Eiermischung in die Pfanne geben und mit etwas Petersilie bestreuen. Für 3 Minuten braten, dann das Omelet wenden. Für 2 Minuten kochen und vom Herd nehmen. Das Omelet falten und sofort servieren.

Nährwertangaben pro Portion: Kcal: 253, Proteine: 17,1 g, Kohlenhydrate: 10,1 g, Fette: 16,3 g

2.   Tomaten-Bohnen-Curry

Zutaten:

400 g Tomaten aus der Dose, nicht gesalzen

185 g Kidneybohnen, vorgekocht

1 mittelgroße Zwiebel, gewürfelt

1 EL Olivenöl

1 TL Kreuzkümmel, gemahlen

½ TL Ingwer, gemahlen

1 Knoblauchzehe, gehackt

1 TL Currypulver

1 TL Salz

Zubereitung:

Die Bohnen über Nacht oder für mindestens 3 Stunden einweichen. Bohnen in einen Topf mit kochendem Wasser geben und kochen bis sie weich sind. Vom Herd nehmen und gut abgießen. Zur Seite stellen.

Öl in einem dickbodigen Topf bei mittlerer Temperatur erwärmen. Knoblauch, Zwiebeln und Ingwer zugeben. Für 3-4 Minuten kochen oder bis sie glasig sind.

Tomaten und Bohnen unterrühren. Mit Curry bestreuen und zum Kochen bringen. Mit einem Deckel zudecken und die Temperatur runter drehen. Für 20 Minuten kochen oder bis es dickflüssig ist.

Vom Herd nehmen und zum Abkühlen zur Seite stellen.

Nährwertangaben pro Portion: Kcal: 253, Proteine: 17,1 g, Kohlenhydrate: 10,1 g, Fette: 16,3 g

3.　　Rindersteak aus dem Ofen

Zutaten:

450 g grassgefüttertes Rindersteak, in mundgerechte Stücke geschnitten

30 g Mehl

400 g Tomaten aus der Dose, nicht gesalzen

55 g frischer Sellerie, fein gehackt

1 große Karotten, fein gehackt

1 EL Worcestershiresauce

2 EL Olivenöl

½ TL Salz

Zubereitung:

Den Ofen auf 375°F (190°C) vorheizen.

Mehl auf der sauberen Arbeitsfläche verteilen. Fleischstücke zugeben und im Mehl wenden.

Öl in einer großen Bratpfanne mit Antihaft-Beschichtung bei mittlerer Hitze erwärmen. Fleisch zugeben und braten bis sie goldbraun sind. Vom Herd nehmen und auf ein großes Backblech geben. Die Pfanne aufbewahren.

Sellerie, Karotten, Tomaten, Soße und Salz in die Pfanne geben und für 5 Minuten kochen. Dabei ständig umrühren. Vom Herd nehmen und über das Fleisch geben.

In den Ofen schieben und für 1 Stunde backen oder bis es schön zart ist.

Nährwertangaben pro Portion: Kcal: 253, Proteine: 17,1 g, Kohlenhydrate: 10,1 g, Fette: 16,3 g

4.   Kartoffel-Omelett

Zutaten:

225 g Kartoffeln, geschält und gewürfelt

2 große rote Paprika, gewürfelt

1 große Zwiebel, fein gehackt

1 EL Pflanzenöl

3 große Eier, geschlagen

½ TL Salz

Zubereitung:

Kartoffeln in einen Topf mit kochendem Wasser geben. Für 10 Minuten kochen oder bis es gar ist. Vom Herd nehmen und gut abgießen. Zur Seite stellen.

Öl in einer großen Bratpfanne mit Antihaft-Beschichtung bei mittlerer Hitze erwärmen. Zwiebeln und Paprika zugeben und für ca. 4-5 Minuten anbraten oder sie zart sind.

Kartoffeln zugeben und weiterkochen bis sie weich und gebräunt sind. Eier zugeben und mit etwas Salz für den Geschmack bestreuen. Für weitere 4-5 Minuten anbraten und vom Herd nehmen.

Warm servieren.

Nährwertangaben pro Portion: Kcal: 191, Proteine: 8,5 g, Kohlenhydrate: 18,9 g, Fette: 9,8 g

5.   Würzige Thunfischsteaks

Zutaten:

450 g Thunfischsteaks, ohne Gräten

3 EL natives Olivenöl extra

60 ml Balsamico-Essig

1 EL Dijonsenf

1 EL roher Honig

1 EL frischer Rosmarin, fein gehackt

1 TL Meersalz

Zubereitung:

Öl, Essig, Honig, Senf, Rosmarin und Salz in einer Rührschüssel vermengen. Gut umrühren und dann Thunfischsteaks zugeben. Gut mit der Marinade bedecken und für 30 Minuten zur Seite stellen, damit die Gewürze in den Fisch ziehen können.

Nun den Grill auf mittlere Temperatur vorheizen. Die Steaks abtropfen und für ca. 2-3 Minuten grillen oder bis sie fertig sind.

Die restliche Marinade in einen Topf geben und zum Kochen bringen. Vom Herd nehmen und über die Steaks geben. Mit frischer Petersilie bestreuen.

Mit etwas gedünstetem Gemüse garnieren und servieren, dies ist optional.

Nährwertangaben pro Portion: Kcal: 431, Proteine: 45,5 g, Kohlenhydrate: 6,9 g, Fette: 23,9 g

6.   Heidelbeer-Frühstücksflocken

Zutaten:

100 g Haferflocken

240 ml Magermilch

50 g frische Heidelbeeren

1 EL Mandeln, grob gehackt

1 EL Honig

1 EL Sonnenblumenkerne

Zubereitung:

Haferflocken und Milch in einer großen Schüssel verrühren. In der Mikrowelle erwärmen und Honig und Mandel unterrühren. Mit Heidelbeeren und Sonnenblumenkernen ganieren.

Sofort servieren.

Nährwertangaben pro Portion: Kcal: 278, Proteine: 10,6 g, Kohlenhydrate: 48,5 g, Fette: 5 g

7. Warmer Brokkoli-Champignon-Salat

Zutaten:

450 g frischer Brokkoli, geschnitten

110 g Champignons, gewürfelt

75 g grüne Oliven, entsteint und gewürfelt

225 g Kirschtomaten, gewürfelt

Für das Dressing:

5 EL natives Olivenöl extra

1 EL Rotweinessig

2 EL Zitronensaft, frisch gepresst

1 Knoblauchzehe, gehackt

½ TL Meersalz

½ TL schwarzer Pfeffer, gemahlen

Zubereitung:

Alle Zutaten für das Dressing vermischen und zur Seite stellen, damit sich das Aroma voll entfalten kann.

Brokkoli in einen Topf mit kochendem Wasser geben und für 2 Minuten kochen, bis er stichfest ist. Vom Herd nehmen und gut abgießen. Zur Seite stellen.

Champignons für 3-4 Minuten dünsten oder bis sie fertig sind.

Nun Brokkoli, Champignons, Tomaten und Oliven in eine große Salatschüssel geben. Dressing zugeben und gut verrühren. Vor dem Servieren für 20 Minuten kalt stellen.

Guten Appetit!

Nährwertangaben pro Portion: Kcal: 176, Proteine: 19,3 g, Kohlenhydrate: 47,9 g, Fette: 76 g

8. Italienische Pasta

Zutaten:

450 g Vollkornpasta, vorgekocht

1 große Zwiebel, gewürfelt

200 g Tomaten, gewürfelt

220 g Tomatenmark

2 EL frische Petersilie, fein gehackt

2 Knoblauchzehen, gewürfelt

1 TL frischer Basilikum, fein gehackt

1 Lorbeerblatt

¼ TL schwarzer Pfeffer, gemahlen

½ TL Meersalz

½ TL getrockneter Oregano, gemahlen

Zubereitung:

Pasta nach den Angaben auf der Packung kochen. Vom Herd nehmen und gut abgießen. Zur Seite stellen.

Einen großen Topf mit Antihaft-Beschichtung bei mittlerer Temperatur erwärmen. Tomaten, Knoblauch, Zwiebeln,

Lorbeerblatt, Basilikum, Tomatenmark, Salz und Pfeffer zugeben. Zum Kochen bringen, zudecken und auf kleinster Stufe weiterkochen.

Für 1 Stunden kochen, gelegentlich umrühren. Vom Herd nehmen und in die Pasta rühren. Mit etwas Oregano bestreuen und warm servieren.

Nährwertangaben pro Portion: Kcal: 399, Proteine: 14,2 g, Kohlenhydrate: 81,6 g, Fette: 2,7 g

9.   Kartoffel-Lachs-Auflauf

Zutaten:

450 g Wildlachsfilet

450 g Kartoffeln, geschält and geschnitten

4 EL Olivenöl

120 ml Hühnerbrühe

2 EL Balsamico-Essig

1 EL frischer Dill, fein gehackt

115 g Sauerrahm

1 EL Meerrettich, gerieben

½ TL Salz

¼ TL schwarzer Pfeffer, gemahlen

Zubereitung:

Den Ofen auf 375°F (190°C) vorheizen.

Kartoffeln in einen Topf mit kochendem Wasser geben oder bis sie stichfest sind. Vom Herd nehmen und gut abgießen. Zur Seite stellen.

Kartoffeln auf einem großen Backblech verteilen. Filet draufgeben und mit Olivenöl und Dill beträufeln. Mit Aluminiumfolie bedecken und in den Ofen geben. Für 20 Minuten backen. Aus dem Ofen nehmen, mit Balsamico-Essig beträufeln und für weitere 5 Minuten in den Ofen geben oder bis sie wie gewünscht sind.

Sauerrahm, Meerrettich, Salz und Pfeffer vermengen. Gut verrühren und über den Auflauf geben. Für 10 Minuten zur Seite stellen und servieren.

Nährwertangaben pro Portion: Kcal: 280, Proteine: 17,1 g, Kohlenhydrate: 13,5 g, Fette: 18,2 g

10.   Cremiges Spinat-Pastete

Zutaten:

280 g frischer Spinat, gehackt

280 g Cheddar, gewürfelt

440 g Hüttenkäse, gerieben

4 EL Butter, geschmolzen

5 EL Mehl

6 große Eier, geschlagen

1 TL Salz

Zubereitung:

Den Ofen auf 375°F (190°C) vorheizen.

Spinat in einen Topf mit kochendem Wasser geben oder kochen bis er zart ist. Vom Herd nehmen und gut abgießen.

Nun Spinat, Cheddar, Hüttenkäse, Butter, Mehl und Eier in einer großen Schüssel vermischen. Etwas Salz zugeben und gut vermengen.

Masse auf einem großen Backblech verteilen und in den Ofen geben. Für 1 Stunden backen oder bis die Ecken knusprig sind. Aus dem Ofen nehmen und in die gewünschten Portionen schneiden.

Sofort servieren.

Nährwertangaben pro Portion: Kcal: 432, Proteine: 30,5g, Kohlenhydrate: 10,4 g, Fette: 30 g

11.   Orangen-Karotten-Smoothie

Zutaten:

1 große Karotte, gewürfelt

2 große Orangen, geschält

1 Eigelb

230 g griechischer Joghurt

½ TL Ingwer, gemahlen

1 EL Mandeln, grob gehackt

Zubereitung:

Alle Zutaten in die Küchenmaschine geben und pürieren bis sie cremig sind. In Gläsern anrichten und vor dem Servieren 1 Stunde kühl stellen. Nach Wunsch mit etwas Zitronenschale garnieren. Das ist jedoch optional.

Guten Appetit!

Nährwertangaben pro Portion: Kcal: 169, Proteine: 12,1 g, Kohlenhydrate: 21,4 g, Fette: 4,5 g

12. Artischoken-Rigatoni

Zutaten:

450 g Rigatoni

135 g Artischockenherzen, gewürfelt

600 g Tomaten aus der Dose, nicht gesalzen

4 EL Olivenöl

1 Knoblauchzehe, zerdrückt

1 EL frische Petersilie, fein gehackt

5 EL Parmesan, gerieben

¼ TL schwarzer Pfeffer, gemahlen

½ TL Salz

Zubereitung:

Öl in einem großen Topf bei mittlerer Hitze erwärmen. Artischoken zugeben und über die Tomaten geben. Petersilie drüber streuen und gut verrühren. Für 15-20 Minuten kochen, gelegentlich umrühren.

In der Zwischenzeit, Pasta nach den Angaben auf der Packung kochen. Vom Herd nehmen und gut abgießen. In eine Servierschüssel geben und die Artischokensoße drüber geben. Gut verrühren und mit Käse, Salz und Pfeffer für den Geschmack bestreuen.

Guten Appetit!

Nährwertangaben pro Portion: Kcal: 399, Proteine: 14,2 g, Kohlenhydrate: 81,6 g, Fette: 2,7 g

13.   Gedünsteter Brokkoli mit Tomaten

Zutaten:

280 g frischer Brokkoli, geschnitten

360 g Kirschtomaten, halbiert

230 g Sauerrahm

4 EL Magermilch

½ TL Currypulver

150 g Römersalat, grob gehackt

½ TL Salz

¼ TL schwarzer Pfeffer, gemahlen

Zubereitung:

Brokkoli für ca. 5-7 Minuten dünsten oder bis er knackig und zart ist. Zur Seite stellen.

In der Zwischenzeit Milch, Sauerrahm, Curry, Salz und Pfeffer in einer Rührschüssel mischen. Über den Brokkoli geben und für mindestens 2 Stunden kühl stellen.

Den Salat auf einer Servierplatte verteilen und die Brokkoli-Mischung löffelweise drauf verteilen. Tomaten zugeben und bei Bedarf mit etwas Salz und Pfeffer würzen.

Guten Appetit!

Nährwertangaben pro Portion: Kcal: 139, Proteine: 4,2 g, Kohlenhydrate: 10 g, Fette: 10 g

14. Geräuchteres Hühnchen mit Karotten & Kartoffeln

Zutaten:

900 g Hühnerbrust, ohne Haut und ohne Knochen

2 große Karotten, geschnitten

1 große Kartoffel, geschält and gewürfelt

1 EL geräuchertes Paprikapulver

1 TL Zwiebelpulver

1 TL getrockneter Thymian

½ TL Cayennepfeffer, gemahlen

½ TL Gemüsewürzmischung

1 EL frische Petersilie, fein gehackt

½ TL schwarzer Pfeffer, gemahlen

5 EL Olivenöl

Zubereitung:

Den Ofen auf 450°F (230°C) vorheizen.

Paprikapulver, Zwiebelpulver, getrockneter Thymian, Gemüsewürzmischung, schwarzer Pfeffer und 2 EL Olivenöl in einer Rührschüssel vermengen. Gut verrühren und die Filets zugeben. Löffelweise bedecken. Für mindestens 30 Minuten stehen lassen.

In der Zwischenzeit Kartoffeln und Karotten in einen Topf mit kochendem Wasser geben. Etwas Salz zugeben und kochen bis sie fertig sind. Vom Herd nehmen und abgießen.

In eine große Auflaufform geben und das Fleisch drauf geben. Marinade drüber geben und genug Wasser zugeben, dass der Boden der Auflaufform bedeckt ist. Im Ofen für ca. 20-20 Minuten backen oder bis es goldbraun ist.

Aus dem Ofen nehmen und servieren.

Nährwertangaben pro Portion: Kcal: 386, Proteine: 39 g, Kohlenhydrate: 12,3 g, Fette: 19,8 g

15. Kalbfleisch mit Tomaten gefüllt mit Avocado

Zutaten:

450 g fettarmes Kalbssteak, ohne Knochen

2 EL Olivenöl

1 TL Cayennepfeffer, gemahlen

4 große Tomaten, entkernt

150 g Avocado, geschält, entsteint und gewürfelt

1 mittelgroße grüne Paprika, gewürfelt

1 TL frische Petersilie, fein gehackt

¼ TL Chili, gemahlen

¼ TL Koriander, fein gehackt

½ TL Salz

¼ TL schwarzer Pfeffer

Zubereitung:

Öl in einer großen Bratpfanne bei mittlerer Hitze erwärmen. Fleisch zugeben und mit Cayennepfeffer und Salz bestreuen. Für 4-5 Minuten kochen oder bis es den gewünschten Garheitsgrad erreicht hat. Vom Herd nehmen und zur Seite stellen.

Avocado, Petersilie, Chili, Koriander, Salz und Pfeffer in eine Küchenmaschine geben. Vermengen bis es schön cremig ist. Zur Seite stellen.

Tomaten mit einem Löffel aushöhlen und die Avocado-Mischung löffelweise einfüllen. Als Beilage zu Fleisch servieren.

Nährwertangaben pro Portion: Kcal: 249, Proteine: 20,2 g, Kohlenhydrate: 8,6 g, Fette: 15,4 g

16.   Gebackenes Gemüse

Zutaten:

2 kleine Zucchini, geschält und gewürfelt

110 g Champignons, gewürfelt

90 g Kirschtomaten, halbiert

1 große Paprika, gewürfelt

1 mittelgroße rote Zwiebel, geschnitten

4 EL Olivenöl

½ TL getrockneter Basilikum, gemahlen

½ TL Salz

¼ TL schwarzer Pfeffer, gemahlen

2 Knoblauchzehen, zerdrückt

½ TL getrockneter Oregano, gemahlen

Zubereitung:

Den Ofen auf 400°F (200°C) vorheizen.

Öl, Salz, Oregano, Knoblauch, Basilikum und Pfeffer to eine Rührschüssel geben. Gut verrühren und in eine große Auflaufform geben.

Nun das vorbereitete Gemüse zugeben und mit der Marinade vermengen. Im Ofen für 20 Minuten backen oder bis es schön knusprig ist.

Aus dem Ofen nehmen und servieren. Guten Appetit!

Nährwertangaben pro Portion: Kcal: 167, Proteine: 2,7 g, Kohlenhydrate: 10,3 g, Fette: 14,4 g

17.   Hühnchen-Pastete mit Pekannüsse

Zutaten:

450 g Hühnerfilet, in mundgerechte Stücke geschnitten

225 g Frischkäse

125 g Pekannüsse, fein gehackt

4 EL Mayonnaise

3 EL frischer Dill, fein gehackt

2 Knoblauchzehen, gewürfelt

½ TL Salz

¼ TL Cayennepfeffer, gemahlen

1 EL Olivenöl

Zubereitung:

Öl in einer großen Bratpfanne bei mittlerer Hitze erwärmen. Fleisch zugeben und für 5-7 Minuten kochen oder bis es goldbraun ist. Vom Herd nehmen und zum Abkühlen zur Seite stellen.

Nun das Hühnchen mit allen anderen Zutaten in eine Küchenmaschine geben. Vermengen bis es schön cremig ist. In eine Servierschüssel geben und mit Brot oder Cracker servieren.

Guten Appetit!

Nährwertangaben pro Portion: Kcal: 385, Proteine: 20,9 g, Kohlenhydrate: 6,1 g, Fette: 31,7 g

18.   Cremiger Kürbisauflauf

Zutaten:

1 mittelgroßer gelber Kürbis, geschält und entkernt

120 g Cheddar, gerieben

230 g Sauerrahm

5 EL Semmelbrösel

2 große Eier, geschlagen

2 EL Mehl

½ TL Salz

¼ TL schwarzer Pfeffer, gemahlen

Zubereitung:

Den Ofen auf 375°F (190°C) vorheizen.

Kürbisstücke in einen Topf mit kochendem Wasser geben und kochen bis sie stichfest sind. Vom Herd nehmen und abgießen. Zur Seite stellen.

Eier, Sauerrahm, Mehl, Salz und Pfeffer in einer Rührschüssel verquirlen.

Ein großes Backblech mit etwas Pflanzenöl oder Kochspray einfetten. Kürbisstücke zugeben und die Sauerrahm-Mischung drüber geben. Etwas Käse und Semmelbrösel drüber geben und in den Ofen geben. Für 20 Minuten backen oder bis es fertig ist.

Nährwertangaben pro Portion: Kcal: 419, Proteine: 18,3 g, Kohlenhydrate: 14,4 g, Fette: 32,6 g

19.   Garnelen-Paella

Zutaten:

900 g Garnelen, geputzt und entdarmt

135 g Artischocken, gewürfelt

1 große rote Paprika, gewürfelt

1 mittelgroße Zwiebel, gewürfelt

190 g brauner Reis

150 g gefrorenen Erbsen, aufgetaut

2 Knoblauchzehen, gewürfelt

½ TL Kurkuma, gemahlen

½ TL geräuchertes Paprikapulver

¼ TL Salz

¼ TL schwarzer Pfeffer, gemahlen

Zubereitung:

Reis in einen großen Topf geben. Ca. 720 ml Wasser hinzugeben und zum Kochen bringen. Temperatur runter drehen und für 15 Minuten kochen. Vom Herd nehmen und abgießen. Zur Seite stellen.

Etwas Öl in einen großen Topf bei mittlere Temperatur erwärmen. Zwiebeln, Knoblauch und Paprika zugeben. Für 3-4 Minuten kochen oder bis die Paprika weich ist. Nun ca. 720 ml Wasser hinzugeben und mit Paprikapulver und Kurkuma bestreuen. Zum Kochen bringen und auf kleinster Stufe weiterkochen. Zudecken und für 15-20 Minuten kochen.

Garnelen, Erbsen und Artischoken zugeben. Für weitere 10 Minuten kochen, dann den Reis unterrühren. Für weitere 5 Minuten kochen und vom Herd nehmen. Bei Bedarf mit Salz würzen und servieren.

Nährwertangaben pro Portion: Kcal: 258, Proteine: 29,7 g, Kohlenhydrate: 27,6 g, Fette: 2,7 g

20.   Kartoffel-Karotten-Brätlinge

Zutaten:

225 g Kartoffeln, geschält und gewürfelt

150 g Karotten, gewürfelt

2 große Eier, geschlagen

80 g Semmelbrösel

1 kleine Zwiebel, gewürfelt

3 EL Mehl

2 EL Olivenöl

½ TL Salz

¼ TL Cayennepfeffer, gemahlen

Zubereitung:

Kartoffeln und Karotten in einen Topf mit kochendem Wasser geben und für 5 Minuten kochen. Vom Herd nehmen und abgießen.

Nun Kartoffeln, Karotten, Eier, Zwiebeln und Semmelbrösel in einer Rührschüssel vermengen. Mit etwas Salz und Cayennepfeffer bestreuen und gut vermengen. Brätlinge formen und mit Mehl bedecken.

Öl in einer Bratpfanne bei mittlerer Hitze erwärmen. Die Brätlinge auf jeder Seite für 3-4 Minuten anbraten oder bis sie goldbraun sind.

Mit Frischkäse oder Fleisch servieren. Dies ist optional.

Nährwertangaben pro Portion: Kcal: 358, Proteine: 11,2 g, Kohlenhydrate: 45,9 g, Fette: 14,7 g

21.   Grillhähnchen

Zutaten:

450 g Hühnerbrust, ohne Haut und ohne Knochen

2 EL Olivenöl

4 EL roher Honig

1 TL geräuchertes Paprikapulver

3 Knoblauchzehen, gehackt

1 mittelgroße Zwiebel, gewürfelt

1 TL Salz

¼ TL schwarzer Pfeffer, gemahlen

½ TL getrockneter Thymian, gemahlen

Zubereitung:

Den Ofen auf 350°F (175°C) vorheizen.

Öl, Paprikapulver, Honig, Zwiebeln, Knoblauch, Thymian, Salz und Pfeffer in einer Rührschüssel mischen. Gut verrühren. Diese Marinade in vorsichtig in das Fleisch reiben.

Den Grill auf mittlere Temperatur vorheizen. Das Fleisch für 45 Minuten grillen oder bis es den gewünschten Garheitsgrad erreicht hat. Das Fleisch während des Grillen mit einem Pinsel bestreichen.

Vom Herd nehmen und sofort servieren.

Nährwertangaben pro Portion: Kcal: 474, Proteine: 44,6 g, Kohlenhydrate: 28,1 g, Fette: 20,7 g

22.   Schwertfisch mit Gemüse

Zutaten:

450 g Schwertfischsteaks, ohne Gräten

2 mittelgroße Tomaten, in Scheiben

110 g Champignons, geschnitten

1 kleine Paprika, geschnitten

1 kleine Zwiebel, gewürfelt

2 EL Olivenöl

2 EL Zitronensaft, frisch gepresst

¼ TL getrockneter Dill, fein gehackt

½ TL Salz

1 Lorbeerblatt

Zubereitung:

Den Ofen auf 400°F (200°C) vorheizen.

Öl, Champignons, Paprika, Zwiebeln, Dill und Zitronensaft in einer Rührschüssel vermengen. Gut verrühren und zur Seite stellen.

Alufolie auf ein großes Backblech legen. Das Gemüse verteilen und die Fischfilets drauf legen. Die Filets mit Tomaten bedecken und das Lorbeerblatt zugeben. Nun alles mit einem weiteren Stück Alufolie einwickeln. Im Ofen für ca. 50 Minuten - 1 Stunde backen. Der Fisch ist fertig, wenn er sich leicht mit der Gabel lösen lässt.

Nährwertangaben pro Portion: Kcal: 217, Proteine: 24,6 g, Kohlenhydrate: 5,9 g, Fette: 10,5 g

23.   Gemüse-Zitrus-Smoothie

Zutaten:

115 g frischer Spinat, grob gehackt

70 g frischer Kohl, gehackt

250 g Rüben, geschnitten

2 EL Zitronensaft, frisch gepresst

2 EL Orangensaft, frisch gepresst

120 ml Magermilch

2 EL flüssiger Honig

Zubereitung:

Spinat, Kohl, Rüben, Milch und Honig in einer Küchenmaschine oder einem Mixer vermischen. Bearbeiten bis es gleichmäßig und cremig ist. In Gläsern anrichten und Zitronensaft und Orangensaft unterrühren.

Ein paar Eiswürfel zugeben und sofort servieren.

Nährwertangaben pro Portion: Kcal: 144, Proteine: 4,4 g, Kohlenhydrate: 32,7 g, Fette: 0,3 g

24. Mais-Avocado-Salat

Zutaten:

350 g Mais, vorgekocht

2 mittelgroße Paprika, gemahlen

1 reife Avocado, entsteint, geschält und gewürfelt

1 mittelgroßer Apfel, gewürfelt

3 EL Olivenöl

1 EL Rotweinessig

2 TL Dijonsenf

½ TL Salz

Zubereitung:

Mais in einen Topf mit kochendem Wasser geben und für ca. 10 Minuten kochen, oder bis er weich ist. Vom Herd nehmen und abgießen. Zur Seite stellen.

Öl, Essig, Senf und Salz in einer Rührschüssel vermengen. Gut rühren und zur Seite stellen.

Nun Mais, Paprika, Apfel und Avocado in eine große Salatschüssel geben. Mit Dressing beträufeln und gut verrühren.

Sofort servieren.

Nährwertangaben pro Portion: Kcal: 309, Proteine: 4,3 g, Kohlenhydrate: 31,2 g, Fette: 21,6 g

25.   Portobello Provolone

Zutaten:

4 Champignons, Stengel entfernt

110 g Provolone Käse, geschnitten

4 EL Balsamico-Essig

1 EL natives Olivenöl extra

2 Knoblauchzehen, gewürfelt

1 TL getrockneter Oregano, gemahlen

1 TL getrockneter Basilikum, gemahlen

Zubereitung:

Öl, Essig, Knoblauch, Basilikum und Oregano in eine große Schüssel geben. Champignons zugeben und mit der Marinade bedecken. Für ca. 15-20 Minuten stehen lassen.

In der Zwischenzeit den Grill auf mittlere Temperatur vorheizen. Den Grill mit der Marinade einpinseln.

Champignons für ca. 5-8 Minuten grillen oder bis sie goldbraun sind. Ganz zum Schluss mit Käse bestreuen. Warten, bis der Käse geschmolzen ist und vom Grill nehmen.

Sofort servieren.

Nährwertangaben pro Portion: Kcal: 292, Proteine: 17,7 g, Kohlenhydrate: 6 g, Fette: 22,4 g

26. Thunfisch-Cannellini

Zutaten:

150 g Cannellini-Bohnen, vorgekocht

280 g Thunfisch, geschnetzelt

200 g Tomaten, gewürfelt

1 kleine rote Zwiebel, gewürfelt

2 EL Dijonsenf

2 EL Zitronensaft, frisch gepresst

4 EL Olivenöl

½ TL Meersalz

¼ TL schwarzer Pfeffer, gemahlen

Eine Handvoll frischer Basilikum

Zubereitung:

Die Bohnen über Nacht einweichen.

Gut abtropfen und in einen großen Topf geben. 960 ml Wasser zugeben und kochen bis sie zart sind. Vom Herd nehmen und abgießen. Zur Seite stellen.

Zitronensaft, Senf, Salz und Pfeffer in einer kleinen Schüssel mischen.Gut rühren und langsam Öl zu geben. Zum Verbinden zur Seite stellen.

Nun die gekochten Bohnen, Thunfisch, Zwiebeln und Tomaten in eine mittelgroße Schüssel geben. Mit der Zitronensaft-Mischung beträufeln und gut verrühren.

Mit frischem Basilikum servieren.

Nährwertangaben pro Portion: Kcal: 465, Proteine: 33,2 g, Kohlenhydrate: 47,4 g, Fette: 16,8 g

27. Kürbis-Karotten-Suppe

Zutaten:

230 g gelber Kürbis, gewürfelt

1 mittelgroße Karotte, gewürfelt

480 ml Hühnerbrühe

1 kleine Zwiebel, gewürfelt

1 Knoblauchzehe, gehackt

¼ TL Cayennepfeffer, gemahlen

1 TL Currypulver

1 TL Olivenöl

½ TL Salz

Zubereitung:

Öl in einem großen Topf bei mittlerer Hitze erwärmen. Zwiebeln und Knoblauch zugeben und für 3 Minuten anbraten oder bis sie glasig sind. Hühnerbrühe, Kürbis und Karotten zugeben. Zum Kochen bringen und auf kleinster Stufe weiterkochen. Zudecken und für weitere 10 Minuten kochen.

Nun in die Küchenmaschine geben und pürieren bis es cremig ist. In den Topf zurück geben und Cayennepfeffer und Curry zufügen. Gut verrühren und erwärmen. Mit geraspelter Karotte garnieren.

Sofort servieren.

Nährwertangaben pro Portion: Kcal: 70, Proteine: 3,4 g, Kohlenhydrate: 11,3 g, Fette: 1,8 g

28. Heidelbeer-Rüben-Smoothie

Zutaten:

200 g gefrorene Heidelbeeren

2 mittelgroße Rüben, geschnitten

55 g Sellerie, gewürfelt

1 EL Honig

230 g griechischer Joghurt

1 TL Leinsamen

Zubereitung:

Heidelbeeren, Rüben, Sellerie, Honig und griechischen Joghurt in eine Küchenmaschine geben und pürieren bis sie gleichmäßig und cremig sind. In Gläsern anrichten und mit Leinsamen bestreuen.

Guten Appetit!

Nährwertangaben pro Portion: Kcal: 130, Proteine: 7,9 g, Kohlenhydrate: 22,4 g, Fette: 1,8 g

29.   Bananen-Pancakes

Zutaten:

125 g Mehl

1 große Banane, gewürfelt

1 TL Backpulver

120 ml Magermilch

1 großes Ei

1 EL Pflanzenöl

¼ TL Salz

Zubereitung:

Mehl, Backpulver und Salz in einer mittelgroßen Schüssel vermengen. Verrühren und zur Seite stellen.

Milch, Banane und Ei in eine separate Schüssel vermengen. Verquirlen und zur Mehlmischung geben. Gut verrühren bis ein klumpiger Teig entsteht.

Öl in einer Bratpfanne bei mittlerer Hitze erwärmen. Ca. 2 EL Teig löffelweise in heißes Öl geben und für ca. 2-3 Minuten anbraten. Den Pancake wenden und für 1 weitere Minute anbraten oder bis er goldbraun ist. Den Vorgang mit dem restlichen Teig wiederholen.

Die Pancakes mit Ahornsirup oder Honig servieren. Dies ist optional.

Nährwertangaben pro Portion: Kcal: 409, Proteine: 12,3 g, Kohlenhydrate: 67,6 g, Fette: 10,1 g

30. Navy-Puteneintopf

Zutaten:

280 g Putenfilet, in mundgerechte Stücke geschnitten

180 g Navy Bohnen, über Nacht eingeweicht

100 g weißer Reis

1 kleine rote Zwiebel, gewürfelt

1 große Karotte, gewürfelt

1 mittelgroße Paprika, gewürfelt

240 ml Gemüsebrühe

960 ml Wasser

¼ TL Tabascosoße

1 Selleriestange, gewürfelt

1 TL Salz

2 EL Olivenöl

¼ TL schwarzer Pfeffer, gemahlen

Zubereitung:

Öl in einem dickbodigen Topf erwärmen und Fleischstücke zugeben. Für 5 Minuten kochen oder bis sie gebräunt sind, dabei ständig rühren.

Nun alle anderen Zutaten in den Topf geben und zum Kochen bringen. Mit einem Deckel zudecken und die Temperatur runter drehen. Für mindestens 3 Stunden kochen.

Warm servieren.

Nährwertangaben pro Portion: Kcal: 211, Proteine: 16 g, Kohlenhydrate: 25 g, Fette: 5,3 g

31.   Mango-Cashew-Haferbrei

Zutaten:

100 g Haferflocken

120 ml Kokosmilch

80 g Mango, gewürfelt

3 EL Cashewnüsse, grob gehackt

2 EL Kokosraspel

Zubereitung:

Haferflocken und Kokosmilch in einer feuerfester Schüssel vermengen. In der Mikrowelle erwärmen und mit Mangostücken garnieren. Mit Kokosraspeln und Cashewnüssen bestreuen und servieren.

Sofort servieren.

Nährwertangaben pro Portion: Kcal: 435, Proteine: 9,6 g, Kohlenhydrate: 48,5 g, Fette: 24,9 g

32.   Spaghetti mit Barschfilet

Zutaten:

450 g Barschfilet, ohne Gräten

225 g Spaghetti

400 g Tomaten aus der Dose, nicht gesalzen

2 EL frische Petersilie, fein gehackt

2 Knoblauchzehen, gewürfelt

2 EL Zitronensaft, frisch gepresst

2 TL Apfelessig

2 EL Olivenöl

½ TL italienische Gewürze

¼ TL schwarzer Pfeffer, frisch gemahlen

Zubereitung:

Filet in mundgerechte Stücke schneiden und zur Seite stellen.

Spaghetti nach den Angaben auf der Packung kochen. Vom Herd nehmen und gut abgießen. Zur Seite stellen.

Öl in einer großen Bratpfanne bei mittlerer Hitze erwärmen. Knoblauch, Essig und Zitronensaft zugeben. Für 2 Minuten kochen und ständig umrühren.

Nun den Fisch zugeben und für 4 Minuten kochen oder bis er fast gar ist. Tomaten drüber geben und mit Petersilie, italienischer Gewürzmischung und Pfeffer bestreuen. Gut umrühren und zum Kochen bringen. Vom Herd nehmen und über die Spaghetti geben. Gut verrühren und sofort servieren.

Nährwertangaben pro Portion: Kcal: 303, Proteine: 28,5 g, Kohlenhydrate: 28,4 g, Fette: 7,9 g

33. Spinat-Erdbeer-Salat

Zutaten:

280 g frischer Spinat, grob gehackt

280 g frische Erdbeeren, gewürfelt

1 kleine Zwiebel, geschnitten

1 kleine Gurke, geschnitten

4 EL Mandeln, grob gehackt

Für das Dressing:

Saft 1 großen Zitrone

2 EL Balsamico-Essig

1 EL Olivenöl

1 TL roher Honig

Zubereitung:

Alle Zutaten für das Dressing in einer Rührschüssel vermischen und zur Seite stellen, damit sich das Aroma voll entfalten kann.

In der Zwischenzeit alle Zutaten für den Salat in eine große Salatschüssel geben und das ganze Dressing drüber geben. Gut vermengen und vor dem Servieren für 1 Stunde kalt stellen.

Guten Appetit!

Nährwertangaben pro Portion: Kcal: 115, Proteine: 4,2 g, Kohlenhydrate: 12 g, Fette: 6,9 g

34. Linsen-Karotten-Eintopf

Zutaten:

200 g Linsen, über Nacht eingeweicht

720 ml Wasser

1 EL Olivenöl

1 Knoblauchzehe, zerdrückt

1 kleine Zwiebel, gewürfelt

200 g Tomaten, gewürfelt

2 mittelgroße Karotten, geschnitten

2 mittelgroße Selleriestangen, gewürfelt

½ TL Salz

¼ TL schwarzer Pfeffer, gemahlen

Zubereitung:

Die Linsen über Nacht oder für mindestens 6 Stunden einweichen.

Öl in einem dickbodigen Topf bei mittlerer Temperatur erwärmen. Knoblauch und Zwiebel zugeben und für 4 Minuten unter Rühren anbraten oder bis sie glasig sind.

Tomaten zugeben und für 1 Minuten braten. Dann Karotten, Sellerie, Linsen und Wasser zugeben. Mit Salz und Pfeffer bestreuen und gut verrühren. Wenn es etwas würziger sein soll, etwas Chili zugeben, aber dies ist optional.

Zum Kochen bringen und auf kleinster Stufe weiterkochen. Zudecken und für 1 Stunde kochen oder bis die Linsen weich sind.

Nährwertangaben pro Portion: Kcal: 153, Proteine: 8,9 g, Kohlenhydrate: 23,9 g, Fette: 2,7 g

35. Saftige Kekse

Zutaten:

100 g Gebäckmehl

60 g Rohkakaopulver

4 große Eier

2 TL Vanilleextrakt

110 g Butter

1 EL Honig

Zubereitung:

Den Ofen auf 350°F (175°C) vorheizen.

Butter in der Mikrowelle oder einer Bratpfanne schmelzen. Eier, Kakao, Honig und Vanilleextrakt verquirlen. Nun Mehl zugeben und gut verrühren.

Kekse formen und auf ein großes, gefettetes Backblech geben.

Im Ofen für ca. 20-25 Minuten backen. Aus dem Ofen nehmen und abkühlen lassen.

Nährwertangaben pro Portion: Kcal: 323, Proteine: 9,2 g, Kohlenhydrate: 22,5 g, Fette: 23,8 g

36.   Marokkanisches Hühnchen

Zutaten:

450 g Hühnerbrust, ohne Haut, ohne Knochen und gewürfelt

1 kleine Zucchini, gewürfelt

2 mittelgroße Paprika, gewürfelt

400 g Tomaten, gewürfelt

10 grüne Oliven, entsteint und halbiert

1 EL Olivenöl

½ TL Zimt, gemahlen

1 TL Kreuzkümmel, gemahlen

1 TL Zitronenschale, frisch gerieben

½ TL Salz

Zubereitung:

Öl in einer großen Bratpfanne bei mittlerer Hitze erwärmen. Fleischstücke zugeben und für 5 Minuten kochen oder bis sie gebräunt sind.

Nun alle anderen Zutaten und 240 ml Wasser zugeben. Für 20 Minuten kochen oder bis es andickt.

Vom Herd nehmen und warm servieren.

Nährwertangaben pro Portion: Kcal: 206, Proteine: 23,3 g, Kohlenhydrate: 7,3 g, Fette: 9,4 g

37.   Käse-Karotten-Bällchen

Zutaten:

100 g Karotten, geraspelt

225 g Frischkäse

240 g Cheddar, gerieben

1 TL Worcestershiresauce

2 EL frische Petersilie, fein gehackt

55 g Pekannüsse, fein gehackt

55 g Mandeln, fein gehackt

Zubereitung:

Cheddar, Frischkäse, Soße und Karotten in eine große Schüssel geben. Gut verrühren. Mit Frischhaltefolie bedecken und für 1 Stunden kühl stellen.

Bällchen formen und in den Nüssen rollen. Mit Wachspapier einwickeln und vor dem Servieren für 2 Stunden kalt stellen.

Guten Appetit!

Nährwertangaben pro Portion: Kcal: 360, Proteine: 13,4 g, Kohlenhydrate: 7,5 g, Fette: 31,9 g

38.   Grüner Reis

Zutaten:

370 g weißer Reis

280 g frischer Spinat, gehackt

5 EL Parmesan, gerieben

5 EL Olivenöl

2 Knoblauchzehen, gewürfelt

4 EL Mandeln, gehackt

4 EL frische Petersilie, fein gehackt

½ TL Salz

¼ TL schwarzer Pfeffer, gemahlen

Zubereitung:

Reis in einen großen Topf geben. 1,2 l Wasser hinzugeben und zum Kochen bringen. Mit einem Deckel zudecken und die Temperatur runter drehen. Für 15 Minuten kochen und vom Herd nehmen. In eine Servierschüssel geben und zur Seite stellen.

Spinat, Käse, Öl, Knoblauch, Mandeln, Salz und Pfeffer in eine Küchenmaschine geben. Mischen bis es sämig ist und über den Reis geben. Gut verrühren und mit Petersilie bestreuen.

Sofort servieren.

Nährwertangaben pro Portion: Kcal: 582, Proteine: 14,1 g, Kohlenhydrate: 79,1 g, Fette: 24,1 g

39.   Pilz-Crostini

Zutaten:

110 g Champignons, gewürfelt

150 g Karotten, geschnitten

1 EL frische Petersilie, fein gehackt

1 EL Olivenöl

2 Knoblauchzehen, gewürfelt

1 kleine Zwiebel, gewürfelt

12 Scheiben Brot, geröstet

Zubereitung:

Öl in einer großen Bratpfanne bei mittlerer Hitze erwärmen. Zwiebeln und Knoblauch zugeben und für 4 Minuten unter Rühren anbraten oder bis sie glasig sind. Champignons zugeben und für 10 Minuten kochen. Die Temperatur runter drehen und Petersilie zugeben. Für 1 weitere Minute anbraten und vom Herd nehmen. Zum Abkühlen zur Seite stellen.

Das Brot leicht anbräunen. Champignon-Mischung zwischen die 2 Brotscheiben geben und servieren.

Nährwertangaben pro Portion: Kcal: 582, Proteine: 14,1 g, Kohlenhydrate: 79,1 g, Fette: 24,1 g

40. Gefüllte Eier mit Kichererbsen

Zutaten:

4 große Eier, hartgekocht

100 g Kichererbsen, vorgekocht

1 EL griechischer Joghurt

1 TL Dijonsenf

1 Knoblauchzehe, gehackt

Zubereitung:

Kichererbsen in einen Topf mit kochendem Wasser geben. Kochen bis sie fertig sind, vom Herd nehmen und gut abgießen. Zur Seite stellen.

Eier vorsichtig in einen Topf mit kochendem Wasser geben. 1 Prise Salz zugeben damit sie sich leichter schälen lassen. Für 10 Minuten kochen und vom Herd nehmen. Komplett abkühlen lassen und dann schälen.

Eier halbieren und Eidotter entfernen. Zur Seite stellen.

Kichererbsen, Joghurt, Senf und Knoblauch in einer Küchenmaschine verrühren. Bearbeiten bis es cremig ist. Die Mischung in die Eierhälften füllen. Sofort servieren.

Nährwertangaben pro Portion: Kcal: 397, Proteine: 31,5 g, Kohlenhydrate: 35,4 g, Fette: 14,9 g

41.　　Okra mit Reis

Zutaten:

200 g frischer Okra, gewürfelt

480 ml Hühnerbrühe

400 g Tomaten aus der Dose

1 große Paprika, gewürfelt

1 kleine Zwiebel, gewürfelt

200 g weißer Reis

½ TL Salz

¼ TL Cayennepfeffer, gemahlen

½ TL schwarzer Pfeffer, gemahlen

1 EL Olivenöl

Zubereitung:

Öl in einer großen Bratpfanne mit Antihaft-Beschichtung bei mittlerer Hitze erwärmen. Okra zugeben und für 5 Minuten kochen oder bis er leicht angebräunt ist. Zwiebeln und Paprika zugeben und kochen bis das Gemüse stichfest ist.

Hühnerbrühe und Reis zugeben. Zum Kochen bringen, zudecken und auf kleinster Stufe weiterkochen. Für ca. 15-20 Minuten kochen oder bis die Flüssigkeit fast verkocht ist. Nun Tomaten zugeben und mit Cayennepfeffer, schwarzem Pfeffer und Salz für den Geschmack bestreuen. Für 2 Minuten kochen oder bis es komplett warm ist.

Vom Herd nehmen und warm servieren.

Nährwertangaben pro Portion: Kcal: 155, Proteine: 4,6 g, Kohlenhydrate: 27,9 g, Fette: 2,8 g

42. Cranberry-Honig-Smoothie

Zutaten:

50 g gefrorene Cranberries

1 großes Ei

1 TL Vanilleextrakt

230 g griechischer Joghurt

1 EL Honig

Ein paar Minzblätter

Zubereitung:

Alle Zutaten in die Küchenmaschine oder den Mixer geben. Vermengen bis es schön cremig ist. In Gläsern anrichten und ein paar Eiswürfel hinzugeben. Vor dem Servieren mit Minzblättern garnieren.

Nährwertangaben pro Portion: Kcal: 159, Proteine: 12,5 g, Kohlenhydrate: 15,3 g, Fette: 4,4 g

43. Paprika-Kartoffel-Omelett

Zutaten:

1 kleine Kartoffeln, geschält und dünn geschnitten

1 kleine Paprika, gewürfelt

1 kleine Zwiebel, gewürfelt

5 große Eier

4 EL Gouda, gerieben

½ TL Himalayasalz

¼ TL schwarzer Pfeffer, gemahlen

Zubereitung:

Den Ofen auf 375°F (190°C) vorheizen.

Öl in einer Bratpfanne bei mittlerer Hitze erwärmen. Kartoffeln, Paprika und Zwiebeln zugeben und für 5 Minuten anbraten oder bis sie schön weich sind. Vom Herd nehmen und alles in eine kleine Auflaufform geben.

Eier, Salz und Pfeffer in einer Rührschüssel verquirlen und über das Gemüse geben. In den Ofen schieben und für 20 Minuten backen oder bis die Eier gestockt sind. Aus dem

Ofen nehmen und in die gewünschten Portionen schneiden.

Guten Appetit!

Nährwertangaben pro Portion: Kcal: 239, Proteine: 16 g, Kohlenhydrate: 16,2 g, Fette: 12,6 g

44. Couscous mit Gemüse

Zutaten:

180 g Couscous

480 ml Hühnerbrühe

1 kleine Zwiebel, gewürfelt

1 mittelgroße Paprika, gewürfelt

1 mittelgroße Selleriestange, gewürfelt

2 Knoblauchzehen, zerdrückt

1 EL frische Petersilie, fein gehackt

½ TL Salz

¼ TL Chili, gemahlen

1 EL Olivenöl

Zubereitung:

Öl in einer großen Bratpfanne bei mittlerer Hitze erwärmen. Zwiebeln, Paprika, Sellerie und Knoblauch zugeben. Für 4 Minuten kochen oder bis sie gar sind.

Brühe zugeben und zum Kochen bringen. Couscous zugeben und gut verrühren. Für 1 Minute kochen und vom Herd nehmen. Für 15 Minuten stehen lassen bis der Couscous die Flüssigkeit aufgesaugt hat. Mit einer Gabel auflockern und servieren.

Nährwertangaben pro Portion: Kcal: 232, Proteine: 8,6 g, Kohlenhydrate: 38,6 g, Fette: 4,6 g

45. Langsam gekochter Rindfleischeintopf

Zutaten:

450 g Rindersteak, in mundgerechte Stücke geschnitten

400 g Tomaten aus der Dose

1 EL Olivenöl

110 g Champignons, gewürfelt

4 EL Tomatenmark

1 kleine Zwiebel, gewürfelt

2 Knoblauchzehen, zerdrückt

½ TL Salz

¼ TL schwarzer Pfeffer, gemahlen

Zubereitung:

Schongarer mit Öl einfetten. Die Fleischstücke in den Topf geben. Nun Tomaten, Champignons, Zwiebeln und Knoblauch zugeben. Wasser hinzugeben bis alle Zutaten bedeckt sind. Den Deckel sicher verschließen und für 8-10 Stunden kochen.

Vom Herd nehmen, Deckel öffnen und Tomatenmark unterrühren. Für 10 Minuten weiterkochen und gelegentlich umrühren.

Warm servieren.

Nährwertangaben pro Portion: Kcal: 229, Proteine: 29,6 g, Kohlenhydrate: 7,8 g, Fette: 8,7 g

46.   Pasta mit Thunfisch

Zutaten:

450 g Vollkornpasta, vorgekocht

1 Dose Thunfisch, geschnitten

140 g grüne Bohnen

140 g Artischoke, gewürfelt

4 EL Parmesan, gerieben

1 EL Zitronensaft, frisch gepresst

½ TL Salz

¼ TL schwarzer Pfeffer, frisch gemahlen

Zubereitung:

Pasta nach den Angaben auf der Packung kochen. Vom Herd nehmen und gut abgießen.

Grüne Bohnen und Artischoken in einen Topf mit kochendem Wasser geben. Kochen bis sie fertig sind und vom Herd nehmen. Gut abgießen und in eine große Schüssel geben. Thunfisch zugeben und etwas Salz und Pfeffer drüber streuen. Gut verrühren. Diese Mischung in die Schüssel mit der Pasta geben und gut vermengen. Mit Zitronensaft beträufeln und mit Parmesan garnieren.

Guten Appetit!

Nährwertangaben pro Portion: Kcal: 456, Proteine: 25,3 g, Kohlenhydrate: 72,3 g, Fette: 7,5 g

47. Gefülltes Pitabrot

Zutaten:

180 g Brokkoli, gewürfelt

100 g schweizer Käse, gerieben

165 g Blumenkohl, gehackt

1 mittelgroße Karotte, geschnitten

1 kleine Zwiebel, gewürfelt

200 g Tomaten, gewürfelt

1 EL Butter

¼ TL getrockneter Oregano, gemahlen

4 ganze Pitas, halbiert

Zubereitung:

Butter in einer großen Bratpfanne mit Antihaft-Beschichtung bei mittlerer Temperatur schmelzen. Brokkoli, Karotten, Blumenkohl und Zwiebeln zugeben. Für 4 Minuten kochen oder bis es zart ist. Vom Herd nehmen und in eine große Schüssel geben. Tomaten und Käse unterrühren und mit Oregano bestreuen. Gut verrühren und löffelweise in Pitahälften geben.

Sofort servieren.

Nährwertangaben pro Portion: Kcal: 326, Proteine: 14,4 g, Kohlenhydrate: 42 g, Fette: 11,3 g

48.   Cremiges Omelet

Zutaten:

6 große Eier, geschlagen

1 große rote Paprika, gemahlen

110 g Frischkäse

1 EL Butter

3 EL Schalotten, gewürfelt

1 EL Parmesan, gerieben

½ TL getrockneter Oregano, gemahlen

½ TL Meersalz

¼ TL schwarzer Pfeffer, gemahlen

Zubereitung:

Eier, Käse, Schalotten, Oregano, Salz und Pfeffer in einer Rührschüssel verquirlen.

Butter in einer großen Bratpfanne bei mittlerer Hitze schmelzen. Zwiebeln und Paprika zugeben und für ca. 3-4 Minuten anbraten oder sie knusprig-zart sind. Eimasse zugeben und für 5 Minuten kochen oder bis die Eier gestockt sind.

Vom Herd nehmen, das Omelet falten und servieren.

Nährwertangaben pro Portion: Kcal: 532, Proteine: 27,6 g, Kohlenhydrate: 10,5 g, Fette 43,2 g

49.   Ananas-Haferbrei

Zutaten:

100 g Haferflocken

115 g Ananasstücke

120 ml Magermilch

½ TL Zimt, gemahlen

Ein paar Minzblätter, grob gehackt

Zubereitung:

Haferflocken und Milch vermengen und in der Mirkowelle erwärmen. Zimt unterrühren und mit Ananas garnieren. Mit frischer Minze bestreuen und sofort servieren.

Nährwertangaben pro Portion: Kcal: 532, Proteine: 27,6 g, Kohlenhydrate: 10,5 g, Fette 43,2 g

50. Pochierter Lachs mit Karotten

Zutaten:

450 g Lachsfilet

1 kleine Zwiebel, geschnitten

1 mittelgroße Karotte, geschnitten

2 EL Zitronensaft, frisch gepresst

2 EL Olivenöl

1 EL frischer Dill, fein gehackt

960 ml Wasser

½ TL Salz

¼ TL schwarzer Pfeffer, gemahlen

Zubereitung:

Den Ofen auf 375°F (190°C) vorheizen.

Wasser in einen großen Topf geben. Zwiebeln, Karotten, Zitronensaft, Öl, Dill, Salz und Pfeffer zugeben. Zum Kochen bringen und auf kleinster Stufe weiterkochen. Für weitere 5 Minuten kochen lassen und vom Herd nehmen.

Den Lachs in eine große Auflaufform geben. Die gerade gekochte Mischung drüber geben. Mit einem Deckel zudecken oder in Alufolie einwickeln.

Im Ofen für 15-20 Minuten backen. Vom Herd nehmen und servieren.

Nährwertangaben pro Portion: Kcal: 130, Proteine: 12,9 g, Kohlenhydrate: 2,2 g, Fette: 8,1 g

WEITERE TITEL DIESES AUTORS

70 Effektive Rezepte um Übergewicht zu Vermeiden und Gewicht zu Verlieren: Fett schnell verbrennen durch die Verwendung von richtiger Diät und kluger Ernährung

von

Joe Correa CSN

48 Rezepte zur Verminderung von Akne: Der schnelle und natürliche Weg zum Beheben Ihres Akne-Problems in weniger als 10 Tagen!

von

Joe Correa CSN

41 Rezepte zur Vorbeugung von Alzheimer: Verringern oder Beseitigung des Alzheimer Zustandes in 30 Tagen oder weniger!

von

Joe Correa CSN

70 wirksame Rezepte bei Brustkrebs: Vorbeugen und bekämpfen von Brustkrebs mit kluger Ernährung und kraftvollen Lebensmitteln

von

Joe Correa CSN